Albert Dastre

Les Membres
et l'Estomac

La fable et la physiologie

ISBN : 978-1981475353

10 9 8 7 6 5 4 3 2 1

Albert Dastre

Les Membres et l'Estomac

La fable et la physiologie

Table de Matières

Section I   6

Section II   7

Section III   9

Section IV   10

Section V   13

Section VI   14

Section VII   17

Section VIII   20

Section IX   23

Section I

Les enfants ont coutume de poser, aux personnes qui les instruisent, des interrogations souvent bien embarrassantes. Il n'est pas d'objet qu'ils aperçoivent à propos duquel ils ne demandent : « A quoi cela sert-il ? Pour quoi est-ce faire ? » Il y a donc, en leur petite cervelle, une conviction obscure que tout a son utilité et sert à quelque chose.

Ils ne sont pas seuls à penser ainsi. Lorsque Galien écrivait le premier traité de physiologie qui eût encore paru, et l'intitulait *De l'usage des parties*, — *De usu partium*, — c'est cette question puérile qu'il se posait et à laquelle il prétendait donner une réponse, pour chacun des organes de notre corps. Il en est des premiers âges de la science comme des premiers âges de la vie : la même inexpérience engendre les mêmes chimères.

C'en est une de supposer que tout organe serve à quelque chose. Cela n'est pas certain, par avance ; et, en dépit de l'inébranlable conviction de ceux qui sont ignorants des choses naturelles, cela n'est pas vrai. Il y a, par exemple, chez l'embryon, des *organes éphémères* qui disparaissent au cours du développement en laissant des vestiges désormais sans usage. Il y a surtout des *organes rudimentaires* que la nature, comme un artiste distrait, dessine, ébauche, commence à construire, dans un organisme qui n'en aura que faire, mais qu'ensuite et comme si elle se ravisait, elle laisse inachevés et à jamais inutiles. On peut dire, par exemple, en continuant à personnifier la nature, qu'elle fait ressembler à un moment donné le mammifère à un poisson : qu'elle lui donne des arcs branchiaux qui s'atrophieront, des fentes branchiales qui se combleront et dont il restera, pourtant, des vestiges à l'état physiologique et à l'état pathologique. Elle met dans le coin de l'œil, chez l'homme, un petit organe rougeâtre, la caroncule, rudiment de la troisième paupière qui existe chez d'autres animaux et qui va et vient devant le globe oculaire, d'un mouvement analogue à celui d'un rideau glissant sur une tringle, tandis que les deux autres paupières le couvrent et le découvrent en s'abaissant et se relevant alternativement. Elle place sur notre conque auditive les mêmes muscles qui permettent aux animaux à longues oreilles de les diriger vers la source sonore pour mieux en collecter les ondes, mais qui, chez l'homme, n'ont pas de fonction.

Un organe peut ne servir à rien ; il peut aussi servir à beaucoup d'usages, et nous ne les saurons tous que le jour où, l'œuvre de la science physiologique étant terminée, nous connaîtrons aussi toutes les autres fonctions de tous les autres organes avec lesquels celui-ci soutient des rapports plus ou moins étroits. C'est donc une question mal posée ou tout au moins éternellement prématurée que celle qui est pourtant dans toutes les bouches : quel est le rôle de tel organe ?

Section II

Il est une autre question, tout aussi déplacée, — et tout aussi coutumière, — que la science devrait s'interdire et qu'elle se pose, cependant, trop souvent. C'est celle de l'*importance* de telle ou telle partie. Il n'y a pas de notion plus décevante. Aussi n'y en a-t-il pas qui, au cours des temps, ait donné lieu à plus de vicissitudes. Un organe qui, à un moment, a été considéré comme de la plus haute importance, est, à une autre époque, estimé parfaitement insignifiant. Le foie, l'organe dominateur aux yeux des anciens médecins qui le regardaient comme le point de départ de la circulation du sang, le siège des passions et des instincts, est déchu de son rôle et destitué de toutes ses hautes fonctions, le jour où les anatomistes du XVIIe siècle découvrent la circulation lymphatique ; et l'un d'eux, Thomas Bartholin, l'enterre en grande pompe et écrit l'épitaphe de ce souverain déchu. La glande pinéale du cerveau, qui a été regardée comme le siège de l'âme, au temps de Descartes,[1] a été réduite au rôle d'un simple ganglion par les anatomistes du XVIIIe siècle et à celui d'un organe atrophique par les naturalistes contemporains.

Il y a ainsi, en histoire naturelle, un certain nombre d'organes déchus, que les révolutions scientifiques ont précipités du trône. Il y en aurait assez pour remplir l'hôtellerie de Candide à Venise, en temps de carnaval,

---

1 Il n'est pas tout à fait exact que Descartes, comme le lui ont fait dire Sténon, Willis et surtout Voltaire, ait eu l'étrange idée d'asseoir l'âme sur cette petite pomme de pin qu'est la glande pinéale du cerveau, à la façon d'un cocher sur son siège, et de lui faire diriger de là les impulsions de la conscience et incliner ses jugements dans un sens ou dans l'autre. C'est là une glose de commentateur et une manière de ridiculiser une opinion pour la réfuter plus triomphalement. En réalité, Descartes a vu dans ce petit organe la source des esprits animaux, c'est-à-dire de l'influx nerveux ; ses disciples, Regius. Louis de la Forge, le considéraient comme le point d'arrivée où venaient aboutir, se superposer et se confondre les impressions doubles fournies par les organes des sens des deux moitiés du corps. C'étaient des vues bien hasardeuses. Les adversaires de Descartes ne se contentèrent point de le dire. Ils trouvèrent plus piquant de montrer, par exemple, que ce grand philosophe, qui refusait une âme au bœuf ou à l'âne, aurait dû leur en attribuer une, à moins de se contredire, une plus grande âme même que celle de l'homme, puisque leur glande pinéale est relativement plus développée. Aujourd'hui, l'on sait que la glande pinéale ou épiphyse est le rudiment d'un troisième œil, avorté chez l'homme et la plupart des vertébrés et subsistant seulement chez quelques lézards.

si jamais Venise eût été un asile pour la physiologie. Et la liste n'est pas close. A la vérité, il y en a quelques-uns qu'une nouvelle révolution a replacés au pinacle, et c'est le cas du foie, restauré par Claude Bernard, et dont la zone d'influence s'étend de jour en jour ; mais il y en a d'autres aussi qui semblaient bien assurés de leur royauté et que les vicissitudes scientifiques ont dépouillés de tout prestige.

La plus récente de ces victimes du mouvement scientifique, c'est l'estomac.

Section III

Dans la fable des *Membres et de l'Estomac*, le bon fabuliste La Fontaine a paraphrasé un apologue célèbre dans l'antiquité. Ménénius Agrippa, le vainqueur des Sabins, s'en était servi pour faire rentrer dans le devoir et dans la cité le peuple de Rome, irrité contre les patriciens et retiré sur le mont Sacré. C'était le temps où l'on calmait les grèves avec des fables.

L'estomac était donc, à Rome, l'image de la dignité patricienne. La Fontaine va plus loin ; il en fait, à Paris, l'image de la royauté.

Je devais par la royauté

Avoir commencé mon ouvrage :

Messer Gaster en est l'image.

Ce roi ne gouverne pas seulement ses sujets, il les nourrit. Aussi, lorsque les membres s'insurgent contre lui, il les prend par la famine. L'inanition entraîne ses habituelles conséquences : « Il ne se forme plus de nouveau sang au cœur. » En fin de compte, les mutins tombèrent bientôt en langueur et virent

Que celui qu'ils croyaient oisif et paresseux

A l'intérêt commun contribuait plus qu'eux.

N'en demandons pas davantage à la fable et à l'apologue. Ils nous disent l'importance du rôle que toute l'antiquité a attribué à l'estomac dans le concert vital. C'est lui qui nourrit les organes ; il digère pour eux ; il est l'instrument de la digestion, de toute la digestion.

Cette opinion n'a pas été seulement celle de la médecine ancienne ; elle a continué de régner jusqu'à nos jours. Les physiologistes d'il y a cinquante ans n'avaient aucun doute sur la primauté de l'estomac et sur son rôle capital et quasi unique dans la digestion. La science d'aujourd'hui ne peut plus souscrire à cette affirmation ; et, les modernes, renversant la proposition de leurs prédécesseurs, déclarent que l'estomac ne sert pas à la digestion, mais plutôt, qu'il y nuit.

Il est intéressant de suivre dans l'histoire de la physiologie le mouvement qui aboutit à un si complet renversement de l'idée première.

Section IV

L'estomac étant supposé l'organe de la digestion, de toute la digestion, l'idée que l'on se formait de son rôle était réglée par celle qui régnait à propos de cette opération elle-même. Jusqu'à la fin du XVIIe siècle, cette idée resta assez vague. On savait que les aliments introduits dans l'estomac y étaient plus ou moins dénaturés ; qu'ils subissaient une série de modifications qui les rendait propres à être absorbés et utilisés pour la réparation de l'édifice vivant. Mais, sur la nature de cette élaboration, on n'avait pas de lumières ; et, en vérité, l'on n'en pouvait pas avoir beaucoup dans cette période, en quelque sorte fabuleuse, où la chimie n'existait pas encore. A défaut d'idées nettes, on se formait seulement des images de cette opération.

Pour Hippocrate, la façon que recevaient les aliments était une préparation culinaire ; elle était le prolongement, en quelque sorte, de celle que l'industrie du cuisinier leur impose avant de les présenter à notre sensualité : c'était une coction (*pepsis*) et l'estomac était une manière de marmite. Pour Galien, et plus tard pour Van Helmont, l'estomac était une cuve ou un fût ; l'aliment y subissait une dénaturation analogue à celle qu'éprouve le raisin dans le récipient où bouillonne la vendange, c'est-à-dire une fermentation ; et il faut reconnaître que cette supposition est, de toutes, celle qui s'accorde le mieux avec la réalité. Une troisième opinion, celle de Plistonicus, et plus tard de Cheselden, rapprochait la digestion de la (putréfaction naturelle, qui envahit les aliments abandonnés à eux-mêmes.

Pour une autre école, qui ne voyait partout que des phénomènes purement mécaniques, c'était une simple attrition, un broyage et un brassage, qui changeaient la masse alimentaire en une pâte plus ou moins homogène. Telle était la façon de voir de Borelli, de Boërhaave, et, en général, de ceux que l'on a appelés les iatro-mécaniciens pour indiquer qu'ils réduisaient la médecine à la mécanique.

Telles furent les vues des anciens à propos de l'estomac. — Voici maintenant celles des modernes. La période nouvelle s'ouvre en 1667. Cette année-là, il s'éleva dans *l'Académie del Cimento*, à Florence, une discussion célèbre qui plaça la question sur son véritable terrain, le terrain expérimental. Il s'agissait de décider si la digestion était une simple opération mécanique, comme prétendaient les iatro-mécaniciens avec Borelli ; ou, si c'était une dénaturation plus profonde, accomplie par une espèce d'eau-forte, — le suc de l'estomac, — comme le prétendait Vallisnieri. La solution de ce dilemme entre l'action chimique et l'action mécanique resta en suspens. Elle fut apportée, seulement dans le siècle suivant, par les expériences bien connues de Réaumur, en 1752, et celles de l'abbé Spallanzani, en 1782. Réaumur conclut de ses études que la digestion était une opération tantôt mécanique, — chez les oiseaux granivores, par exemple, — et tantôt chimique, par exemple chez les oiseaux carnassiers. Mais Spallanzani, corrigeant cette vue, montra que la digestion était toujours, à la fois chimique et mécanique, et que les deux ordres de phénomènes s'y unissaient intimement. L'Académie des Sciences de Paris fit faire un nouveau pas, décisif, à la physiologie de la digestion en proposant son étude comme sujet de prix, en 1823. A son appel répondirent les remarquables mémoires de Tiedemann et Gmelin et de Leuret et Lassaigne. Un peu plus tard, en 183i, l'accident célèbre du Canadien Alexis Saint-Martin permit au docteur William Beaumont d'étudier le fonctionnement de l'estomac chez l'homme vivant et inspira à Blondlot la hardiesse de pratiquer délibérément chez les animaux une fistule artificielle analogue à cette fistule accidentelle.

Jusque-là, l'estomac avait joui du bénéfice de sa royauté. On ne porte pas la main sur le roi. Les chirurgiens l'avaient respecté. Ils ne tardèrent pas à suivre l'exemple des physiologistes. Ils n'hésitèrent plus à l'ouvrir lorsqu'il y avait urgence, à le débarrasser d'un objet nuisible, et c'est ce que fit le docteur Labbé, l'un des premiers.

D'autre part, les études des physiologistes continuant, le progrès des connaissances se précipita. En quelques années, à partir de 1842, date des premières expériences de Blondlot, on acquit sur les fonctions de l'estomac, sur le suc gastrique qu'il sécrète et sur le ferment, la *pepsine*, qui y est contenu, les notions qui ont constitué jusqu'à ces dernières années le bilan de nos connaissances.

Section V

Ces connaissances ont reçu, assez récemment, un accroissement très notable, grâce aux expériences admirablement conduites par le professeur Pawlow à l'Institut impérial de médecine expérimentale de Saint-Pétersbourg. Ces intéressantes recherches ont comblé une importante lacune de la physiologie de l'estomac.

On avait, sans doute, poussé très loin, en ces dernières années, l'étude du suc gastrique. On connaissait les manières de l'obtenir, non seulement chez les animaux, mais chez l'homme même. Les médecins prélèvent sans trop de difficultés, dans l'estomac de leur patient, au moyen du tube de Fauchet, des échantillons dont l'analyse permet de suivre les particularités du fonctionnement gastrique et ses diverses phases.

On avait étudié aussi très attentivement la composition chimique de ce suc stomacal. On sut qu'il était caractérisé à l'état normal par trois substances : l'acide chlorhydrique, qui lui donne son acidité, et deux ferments ; la pepsine, qui agit en milieu acide sur les aliments azotés ; et le ferment lab ou présure, qui coagule le lait.

Il y a eu un nombre infini de publications, toute une littérature, sur la seule question de l'acide gastrique. Il a fallu en établir la nature et choisir, pour cela, entre les neuf substances acides, plus ou moins accidentelles, qui s'y rencontrent. Il a fallu décider si l'acide chlorhydrique, qui a définitivement triomphé de tous ses rivaux, était libre ou plus ou moins lâchement combiné à d'autres éléments. Chez les malades, on a étudié les variations dans le degré d'acidité ; et les médecins, au premier rang desquels se trouvent ici MM. Hayem et Winter, ont distingué des états symptomatiques caractérisés par la surproduction de l'acide ou au contraire par son insuffisance.

Au milieu de tous ces progrès accomplis par le chimisme stomacal, le physiologisme proprement dit était un peu oublié. On ne connaissait pas bien les circonstances qui amènent l'estomac à sécréter ce suc si patiemment analysé, à en varier la quantité et même la composition pour l'adapter aux besoins de la digestion. C'est là ce que M. Pawlow vient de nous apprendre.

Section VI

Le docteur W. Beaumont, par la fenêtre restée béante dans l'estomac du chasseur canadien, avait vu, au moment où les aliments arrivaient dans l'organe, le suc gastrique sourdre à la surface de la muqueuse en gouttelettes, à peu près de la même manière que la sueur perle sur la peau échauffée. Les physiologistes avaient vérifié cette observation sur les animaux pourvus d'une fistule gastrique artificielle. Il avait été admis, en conséquence, que la sécrétion stomacale était provoquée par le contact des substances alimentaires avec la muqueuse.

C'est bien là, en effet, l'une des causes de la sécrétion. Pawlow en a découvert une autre, plus importante ; mais il a confirmé l'existence de celle-là. L'aliment qui touche la paroi l'irrite de quelque façon et détermine l'activité des glandes logées dans son épaisseur. L'apparition du liquide glandulaire est une réplique à cette irritation. Comment se produit-elle ? Sans doute par l'établissement d'un court-circuit nerveux : la substance alimentaire excite des filets sensibles qui réagissent sur les filets sécréteurs des glandes : le suc s'écoule.

Il importe de remarquer la lenteur de cette réaction. Ce n'est pas tout de suite après le contact que l'on voit sourdre le suc gastrique ; c'est après un délai assez long, de vingt minutes, de trente minutes. Il n'a pas suffi que la substance touchât simplement la paroi : il semble qu'il lui ait fallu le temps de la pénétrer, de l'imprégner. D'ailleurs, une fois mise en train, la sécrétion se continue longtemps ; puis elle s'atténue et se tarit enfin au bout de douze à quinze heures.

Une autre observation, qui n'est pas sans rapport avec celle-là, et qui n'est pas moins essentielle, c'est que l'estomac ne se comporte pas de la même manière en présence de chaque espèce d'aliments : il ne réagit pas également à la sollicitation de chacun d'eux. Les choses se passent comme si une obscure sensibilité lui révélait la nature de l'aliment qui le sollicite et la réponse qu'il doit y faire. Si c'est de la viande, le suc gastrique apparaît abondant et actif : avec le pain, le lait et les graisses, au contraire, c'est un suc rare, dilué, atténué, sans vertu. La sécrétion est donc adaptée, en quelque sorte, à la nature de l'aliment.

Cette adaptation curieuse de la sécrétion à l'espèce chimique de la substance qui vient en contact avec la paroi de l'estomac n'est pas un fait entièrement nouveau. Avant Pawlow, un autre savant, M. Schiff, qui fut longtemps professeur à l'Université de Genève et qui a laissé une grande réputation en physiologie, avait, — mais avec bien moins de netteté, — constaté cette faculté élective de quelques aliments vis-à-vis de la production du suc gastrique. Mais il n'avait pas réussi à analyser le phénomène : il n'en avait aperçu qu'une face. Il ne connaissait pas les formes multiples de l'activité de l'estomac et la diversité des sécrétions dont il est capable.

Il a fallu distinguer celle dont nous parlons ici de toute autre. On a dû choisir une désignation spéciale pour cette espèce de sécrétion provoquée par le contact de l'aliment avec l'estomac, et dont l'abondance et l'énergie sont en rapport avec la nature chimique de l'aliment. M. Pawlow l'a appelée 'sécrétion chimique. Le nom n'est pas très heureux : il n'exprime que très imparfaitement le fait que la constitution chimique de l'aliment règle la quantité du liquide stomacal et son activité, c'est-à-dire sa richesse en ferment. M. Pawlow l'a encore appelée la *sécrétion seconde*, parce qu'en effet, il y en a une autre qui la précède et qui est suscitée, dès l'introduction de l'aliment dans la bouche, par l'impression qu'il produit sur le sens du goût. C'est cette *sécrétion sensorielle* ou *première*, dont on ne soupçonnait pas l'existence, que M. Pawlow a bien fait connaître.

Section VII

C'est un fait de notoriété vulgaire que, lorsque la sensualité gustative est mise en éveil par la vue, le fumet, ou seulement par le souvenir d'un mets agréable, « l'eau *en vient à la bouche,* » c'est-à-dire que la sécrétion salivaire se produit en abondance. Ce que l'on ne savait point, c'est que *l'eau en vient aussi à l'estomac,* c'est-à-dire que la même excitation sensorielle suscite la sécrétion gastrique. A plus forte raison ce liquide afflue-t-il lorsque, au lieu d'un vain fantôme, c'est l'aliment savoureux lui-même qui est présenté à l'animal, introduit dans sa cavité buccale, et promené par la langue sur toutes les surfaces impressionnables du goût. Un flux de suc gastrique répond à l'excitation sensorielle, et, cette fois, sans retard. Le temps perdu est à peine de deux à cinq minutes : l'écoulement s'établit, abondant, régulier ; il dure de deux à trois heures. Le liquide est doué de facultés digestives puissantes ; il est riche en pepsine et fort acide.

A cette sécrétion sensorielle, qui va son train et se poursuit pendant plus de deux heures, survivant à la sensation passagère qui lui a donné naissance, se superpose, un peu plus tard, la sécrétion seconde, ou sécrétion chimique dont il a été parlé précédemment et qui est due à l'effet produit par l'aliment sur l'estomac lui-même. Voilà donc deux phénomènes tout différents d'allure, qui, se développant simultanément, mêlent leurs effets tantôt concordants et tantôt opposés et les masquent les uns par les autres. L'observation brute est inefficace à saisir leur total ondoyant. Il a fallu une analyse subtile pour les dissocier.

L'ingénieuse expérience de Pawlow, qui a réalisé cette analyse, est celle du *repas fictif*. Des deux effets que produit l'aliment par son contact successif, d'abord avec les parois de la bouche, richement pourvues de nerfs gustatifs, et ensuite avec la muqueuse de l'estomac, il fallait supprimer le second en laissant subsister le premier. Il fallait que l'aliment qui a traversé les premières voies digestives n'arrivât point à l'estomac. On l'a donc intercepté en route. Le chien de Pawlow a l'œsophage sectionné, comme le cheval de l'expérience célèbre de Claude Bernard. Celui-ci buvait continuellement, sans jamais étancher sa soif ; aussi impuissant à remplir son tube digestif que les Danaïdes leur tonneau, il avalait sans cesse une boisson qui, à mesure, s'écoulait par l'ouverture du conduit œsophagien, béante au milieu du cou. Le chien de Pawlow mange de même son repas fictif, en satisfaisant sa gourmandise, sans remplir son estomac. Cet organe, d'ailleurs, ayant été, par avance, muni d'une canule gastrique, c'est-à-dire d'une fenêtre, on pouvait observer ce qui s'y passait et recueillir ce qui s'y trouvait. C'est par ce moyen que l'on a vu la sécrétion commencer quatre ou cinq minutes après le début du repas fictif et se continuer pendant deux ou trois heures. On a recueilli le suc et constaté qu'il était abondant, très acide, riche en pepsine, et très apte à digérer, même en dehors de l'animal, dans un verre à expérience, la viande ou d'autres substances albuminoïdes. Cette sécrétion sensorielle est adaptée aux qualités gustatives de l'aliment. Le mets savoureux et de haut goût l'exalte ; l'aliment insipide, de goût plat ou désagréable, ne saurait l'éveiller. La graisse, le lait, les viandes fades, les aliments qui ne sont pas relevés et qui ne flattent point le goût, sont à peu près inefficaces à susciter cette sécrétion fortement acide et fortement peptique à qui revient, en définitive, l'action principale dans le fonctionnement de l'estomac.

On voit, en passant, le rôle considérable de la sensation gustative. Elle est, en quelque sorte, le *primum movens* de l'activité de l'estomac. C'est elle qui lui donne le branle. C'est la sensation perçue qui provoque l'écoulement du suc le plus énergique. Aussi, ce suc que nous avons appelé jusqu'ici sensoriel, pour indiquer son origine, nous aurions pu l'appeler *psychique*, pour marquer qu'il est lié à une perception, c'est-à-dire à un acte de la conscience. Et c'est ce qu'a fait Pawlow, qui a distingué, au total, et mis en relief, l'existence de deux sécrétions dans l'estomac, la sécrétion chimique et la sécrétion psychique. Il en a dévoilé le mécanisme pièce à pièce, montrant le point de départ de l'action nerveuse, son trajet, et ses voies de retour. Mais ces détails ne sauraient trouver place ici, non plus que la description des très ingénieux artifices expérimentaux que le physiologiste russe a dû mettre en œuvre. Il faut seulement savoir que, dans cette série de recherches, les physiologistes de profession apprécient l'élégance de l'exécution au même degré que la netteté des résultats.

Parmi ces résultats, retenons un moment celui qui est relatif au rôle de la sensation gustative. Les théoriciens de la gastronomie prétendent qu'il faut « bien manger » pour honorer son estomac ; mais l'on sait assez que, pour les simples gourmands, la bonne chère n'est qu'un moyen de satisfaire la sensualité. Et voici maintenant que cette sensualité gastronomique nous apparaît comme la condition du fonctionnement normal de l'estomac et comme le ressort de son activité physiologique. Elle entre, en un mot, dans les desseins de la nature.

Ces notions nouvelles seront d'une utilité considérable à l'hygiène alimentaire et à la médecine. Les médecins contemporains sont fort ignorants en diététique, et ils ont à peu près renoncé à diriger l'alimentation de leurs clients. Ils ne possèdent qu'un petit nombre de règles empiriques et d'une application incertaine. Les récents progrès de la physiologie de l'estomac peuvent, dès à présent, fournir une base rationnelle aux applications ; ils permettent de prévoir ce que sera, à la fois comme quantité et comme qualité, le suc gastrique produit à la suite d'un repas déterminé. Ils font entrevoir le régime qui convient à tel ou tel sujet, suivant que son estomac se trouve dans tel ou tel état. Un estomac trop actif et qui sécrète un suc trop acide a besoin du régime insipide : il n'a pas un choix à faire parmi les mets savoureux ; il a à s'en abstenir ; il lui faut des graisses, du lait et des féculents que ne relève aucun condiment. S'agit-il au contraire d'un sujet hypochlorhydrique ? Ce qui convient, ce sont les viandes, parce qu'elles sont capables d'exalter la sécrétion chimique, et encore faut-il leur donner la préparation la plus propre à exciter le goût, c'est-à-dire à susciter la sécrétion sensorielle.

Section VIII

Tandis que les efforts d'un certain groupe de physiologistes réussissaient ainsi à éclairer la question du fonctionnement de l'estomac, d'autres travaux, poursuivis parallèlement, tendaient à montrer chaque jour plus clairement l'inutilité de cet organe au point de vue de la digestion. Si le bon état de ce viscère importe beaucoup à la santé, il semble importer fort peu à la digestion. On peut dire, sans paradoxe, que ce n'est pas là sa fonction. C'est un sac à provisions, c'est un garde-manger, ce n'est plus un instrument essentiel de la transformation des aliments. Il est disqualifié, en tant qu'organe digestif. Les aliments y stationnent en attendant le moment d'aller subir dans l'intestin l'action énergique et décisive du suc pancréatique.

C'est la connaissance de plus en plus approfondie du rôle du pancréas qui a dessillé les yeux des physiologistes et dissipé l'erreur universelle et plusieurs fois séculaire qui régnait à propos de l'estomac. L'origine de cette révolution biologique remonte au célèbre mémoire de Claude Bernard sur les fonctions de la glande pancréatique, paru en 1856. On sait, depuis lors, que le suc pancréatique est capable de digérer les trois catégories d'aliments : les albuminoïdes, les féculents et les graisses, et qu'il les digère en effet, — et, quant à la quatrième catégorie, les substances sucrées, ce n'est point dans l'estomac qu'elles sont transformées, mais dans l'intestin.

A mesure que grandissait l'importance du pancréas, celle de l'estomac se réduisait de plus en plus. La preuve était faite, successivement, que son action était nulle par rapport aux aliments sucrés, gras et féculents. Elle ne pouvait s'exercer que sur les seuls albuminoïdes, — et encore, avec combien de restrictions ! La chair musculaire, la viande, type cependant des aliments azotés, lui échappe à peu près complètement. Le suc gastrique, à la vérité, est bien capable de digérer ces tissus quand on les laisse en contact avec lui dans le vase à expérience, *in vitro*, pendant un temps suffisant, c'est-à-dire au-delà de douze à quinze heures ; mais, au bout de quatre ou cinq heures seulement, l'action est à peine commencée. Or les aliments ne séjournent pas davantage dans l'estomac. Aussi les fibres musculaires ne sont-elles pas altérées ; elles sont seulement dissociées et séparées, à peu près de la même manière que dans la viande bouillie : le tissu conjonctif qui les unit a seul subi une dissolution véritable.

C'est à ce maigre résultat qu'aboutit tout l'effort de l'estomac : à la digestion d'un seul tissu, le plus attaquable de tous, le tissu conjonctif ou unissant, qui relie, unit et cimente tous les éléments anatomiques, et dont l'altérabilité est telle que la seule cuisson suffit habituellement à le liquéfier et à le transformer en gélatine. Le rôle du suc gastrique est donc celui d'un simple réactif dissociateur des tissus ; il n'intervient que pour parfaire, dans l'estomac, l'œuvre de la mastication et de l'insalivation, c'est-à-dire pour réduire en pulpe la masse alimentaire sur laquelle le suc pancréatique est appelé à exercer une action décisive.

Il a été établi, par toutes ces recherches, que l'estomac n'était pas essentiel à la digestion. Certaines observations zoologiques aboutissent à la même conclusion. On a signalé des poissons chez lesquels le conduit de la bile débouche immédiatement au-dessous de l'œsophage. En faisant suivre le conduit œsophagien du conduit intestinal, sans interruption, la nature a donc oublié de pourvoir ces animaux d'un estomac véritable. MM. Valatour, Édinger et E. Yung ont fourni une liste de ces poissons, parmi lesquels figurent quelques-unes des espèces les plus communes ; les cyprinoïdes, l'ablette, la carpe et la tanche, au milieu d'autres types plus spéciaux, les dipneustes, les cyclostomes et les amphioxus.

La démonstration de l'inutilité de l'estomac a été complétée par les expériences d'ablation de cet organe, c'est-à-dire de *gastrectomie*, pour parler comme les chirurgiens. Un savant hongrois, Czerny, en 1876, réussit pour la première fois cette grave opération. Il enleva complètement l'estomac à deux animaux, dont l'un survécut cinq ans, en excellente santé. D'autres physiologistes, MM. Carvallo et Pachon, en 1893, et F. Monari en 1894, ont gardé pendant plus ou moins longtemps des chiens et des chats qui avaient subi l'amputation de l'estomac. Ces animaux n'en persistaient pas moins à vivre, à boire, à manger et à digérer parfaitement, infirmant ainsi la fable des membres et de l'estomac, et donnant un démenti à la sagesse du général romain et du fabuliste français.

Section IX

Mais si l'organisme prend si facilement son parti de la privation de l'estomac, s'il digère sans lui, quel est donc le rôle de cet organe ? Va-t-il falloir admettre qu'il n'en a point et qu'il est, comme les organes rudimentaires, le simple témoin de la distraction ou des habitudes routinières d'une nature artiste ? Ou bien se décidera-t-on enfin à admettre que cette question de l'utilité des organes est mal posée et ne comporte point de réponse scientifique ?

On n'a pas voulu s'y résoudre sans avoir fait une dernière tentative. Ne pouvant plus lui attribuer un rôle digestif, on a assigné à l'estomac une fonction antiseptique. Si le suc du pancréas suffit si bien à la tâche, pourquoi un suc gastrique ? « Pourquoi donc, s'écrie Bunge, toute cette peine imposée aux glandes gastriques, de séparer du sang alcalin un acide libre ? » L'acide libre doit avoir une raison d'être. Laquelle ? On sait que les acides libres sont des agents microbicides et antiparasitaires très puissants. Si, à la rigueur, quelques moisissures peuvent s'en accommoder, ils sont incompatibles avec la vie des animaux et des microbes. Ceux, en particulier, qui président à la putréfaction n'y peuvent prospérer. Le suc gastrique ne se corrompt point : il peut se garder pendant des années sans altération. Et non seulement il ne subit pas la corruption due à la pullulation des micro-organismes, mais il en préserve les corps qui y sont immergés. L'abbé Spallanzani l'employait pour mariner des tissus qu'il voulait conserver.

Il y a plus : l'acide chlorhydrique existe, dans le suc gastrique, précisément au degré où il faut qu'il soit pour empêcher toute putréfaction. Il constitue donc, a-t-on dit, une protection contre la multitude des microbes pathogènes que l'alimentation introduit, à chaque instant, dans l'économie. Il nous sauve de la plupart des maladies contagieuses, et la meilleure protection contre les dangers des épidémies qui s'attaquent à l'intestin, comme le choléra, par exemple, c'est un bon estomac. La théorie est ingénieuse, et elle ne serait pas dépourvue de toute vraisemblance, si l'on voulait bien ne pas l'exagérer. Dans la réalité, l'estomac ne remplit pas très efficacement son rôle de cerbère par rapport aux microbes envahisseurs. Il en laisse subsister un assez grand nombre. M. Abelous a trouvé seize espèces de microbes dans l'estomac sain. A la vérité, la plupart sont inoffensifs ; mais il y en a de pathogènes, et l'action du suc gastrique s'est bornée à en atténuer la virulence. Le fait a été constaté pour le bacille du côlon, pour des staphylocoques, et pour le pneumocoque. M. Gilbert assure que le bacille d'Escherich peut franchir l'estomac sans être détruit. Les bacilles typhiques et cholériques sont dans la même condition. On ne peut donc compter sur l'acide chlorhydrique stomacal pour la défense du tube digestif contre les microbes pathogènes.

Mais, chose plus grave, s'il est souvent impuissant dans sa condition normale, l'estomac est singulièrement nocif lorsqu'il fonctionne mal, par exemple, lorsqu'il est dilaté et rempli d'un liquide insuffisamment acide. Il donne asile, dans ce cas, à une faune et à une flore très populeuses de micro-organismes malfaisants. Des fermentations s'y développent ; des substances toxiques y prennent naissance, qui engendrent toutes sortes de malaises et de maladies. Quelques-uns de ces produits se répandent dans les centres nerveux et donnent lieu aux vertiges, aux migraines, à l'hypocondrie ; d'autres, en s'éliminant par le rein, créent des néphrites diverses ; d'autres encore, n'ayant d'issue que par la peau, déterminent les diverses affections connues sous les noms d'acné, d'urticaire et d'eczéma. Il vaudrait mieux n'avoir pas d'estomac que d'en avoir un mauvais ; et c'est dans des cas de ce genre qu'on est fondé à dire que l'estomac, tout compte fait, ne sert que peu à la digestion et qu'il nuit beaucoup au bon fonctionnement de l'organisme.

ISBN : 978-1981475353